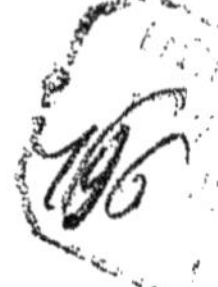

RECHERCHES

SUR L'ISOLEMENT

DANS LA ROUGEOLE

PAR

Georges EVANNO

DOCTEUR EN MÉDECINE DE LA FACULTÉ DE PARIS

PARIS

LIBRAIRIE PAUL VIGOT

10, rue Monsieur-le-Prince, 10

1892

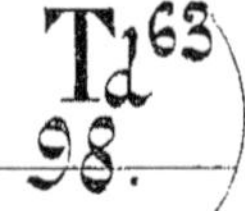

RECHERCHES

SUR L'ISOLEMENT

DANS LA ROUGEOLE

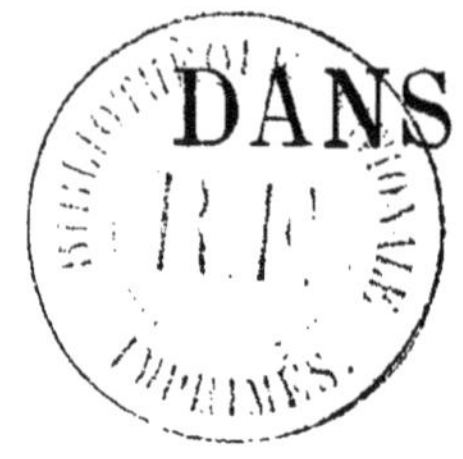

PAR

Georges EVANNO

DOCTEUR EN MÉDECINE DE LA FACULTÉ DE PARIS

PARIS

LIBRAIRIE PAUL VIGOT

10, rue Monsieur-le-Prince, 10

1892

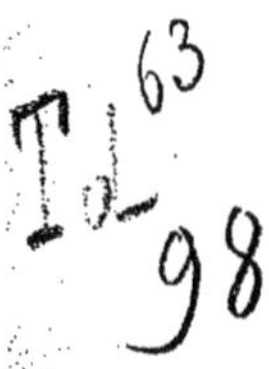

A LA MÉMOIRE DE MON PÈRE JULES EVANNO

Docteur en médecine

A MA MÈRE

A MA SŒUR

A MON BEAU-FRÈRE

A MES PARENTS

A MES AMIS

A MON PRÉSIDENT DE THÈSE

MONSIEUR LE PROFESSEUR LABOULBÈNE

Médecin des hôpitaux
Membre de l'Académie de Médecine
Officier de la Légion d'Honneur

A MES MAITRES DANS LES HOPITAUX

RECHERCHES

SUR

L'ISOLEMENT DANS LA ROUGEOLE

PRÉFACE

La question de la prophylaxie des maladies infectieuses est actuellement à l'ordre du jour. Partout on cherche à préserver les individus sains contre ces maladies et les malades contre les complications, infections contagieuses surajoutées, souvent plus graves que l'affection primitive.

Rauchfuss, de Saint-Pétersbourg, fut le premier à pratiquer le système d'isolement. Dès 1869, il fit construire d'après les plans qu'il présenta à l'Exposition Universelle de Paris en 1867, un hôpital spécialement destiné aux enfants avec quatre divisions spéciales : Rougeole, scarlatine, variole et diphtérie, séparées du reste de l'hôpital. En 1877 il fut chargé de construire à Moscou l'hôpital Saint-Wladimir, où il apporta tous les perfectionnements grâce à son expérience acquise.

C'est la seule tentative, que nous sachions, qui ait été faite dans cette voie à cette époque.

En France les premières tentatives de ce genre eurent lieu aux Enfants Assistés.

Non seulement les enfants abandonnés, mais encore ceux du dépôt, ceux que les parents confiaient momentanément à l'Assistance publique pendant leur séjour à l'hôpital, étaient sans cesse menacés et beaucoup mouraient. La rougeole s'y présentait avec une fréquence et une gravité qu'elle n'avait nulle part ailleurs.

Oyon, dans sa thèse, montra que parmi les enfants au-dessus de 2 ans, depuis 1872 à 1878, il y avait plus de 42 pour 100 de morts.

Parrot en 1878 releva dans les mêmes conditions 39 pour 100 de mortalité. Justement effrayé, il voulut lutter contre cette situation, mais ses tentatives restèrent infructueuses. Il fit créer à Thiais une annexe pour les enfants de 2 à 5 ans, ceux qui sont plus particulièrement exposés à la contagion, mais la rougeole continua quand même, les enfants la prenaient à Thiais comme ils la prenaient auparavant à Paris.

M. Sevestre reprit et continua l'œuvre de Parrot. Sur son instigation, on créa dans les jardins de l'hospice quatre pavillons d'isolement, dont deux furent affectés à la rougeole, mais ce ne fut qu'en juin 1888 que le service, muni de bains et d'une étuve système Geneste et Herrscher, put fonctionner d'une façon convenable et la mortalité baissa.

L'isolement était déjà pratiqué dans certaines villes où le petit nombre des malades permettait de les placer dans des salles à deux ou trois lits. A Nancy, dans une période de six années, il y eut 87 malades soignés dans ces conditions et seulement deux décès.

A Paris, où dans les deux grands hôpitaux d'enfants, on laissait les rubéoleux au milieu des autres malades dans la salle commune, la mortalité était de 29 pour 100. On les isola en 1888 aux Enfants-Malades, en 1889 à l'hôpital Trousseau, mais cet isolement produisit un résultat déplorable, au point de vue de la gravité de la maladie et de la fréquence des complications broncho-pulmonaires car il n'a diminué ni les cas intérieurs ni la mortalité qui depuis oscille autour de 40 pour 100.

En 1889 eut lieu à la Société médicale des hôpitaux une discussion mémorable sur la contagion de la rougeole sur la nature, les causes, l'origine et la prophylaxie des complications broncho-pulmonaires, discussion qui dura près de six mois.

Il en résulta que l'isolement collectif n'était pas suffisant et que d'autres mesures de précaution étaient nécessaires.

M. Grancher inaugura dans son service un système d'isolement individuel, fit l'antisepsie soigneuse de ses malades pour empêcher la propagation de la maladie et protéger ses malades contre les infections secondaires.

D'un autre côté on fit des chambres d'isolement spéciales pour les rougeoles graves et compliquées, service qui fonctionne en ce moment depuis quelques mois à l'hôpital Trousseau et malgré qu'il fut ouvert à la fin de l'hiver depuis trois mois seulement, époque défavorable aux complications broncho-pulmonaires, la mortalité descendit à un chiffre inconnu depuis bien longtemps.

Ailleurs on ne restait pas inactif. A Copenhague, à Varsovie, à Berlin, on construisait des hôpitaux sur le modèle de ceux que Rauchfuss avait installés.

Il nous reste maintenant à remercier M. le Dr Sevestre, médecin à l'hôpital Trousseau, pour l'hospitalité qu'il nous a accordée dans son service ; c'est lui qui nous a engagé à faire notre thèse inaugurale sur ce sujet et il nous a aidé dans notre travail par sa grande connaissance de la question.

M. le professeur Laboulbène, nous a fait le grand honneur d'accepter la présidence de notre thèse, qu'il veuille bien recevoir ici, l'assurance de notre vive et respectueuse gratitude.

PÉRIODE DANGEREUSE DE LA ROUGEOLE
DURÉE DE L'INCUBATION

Avant de chercher les moyens nécessaires pour empêcher les individus sains de contracter la rougeole, il est de première importance de connaître d'une façon positive les conditions de propagation de cette maladie, la période à laquelle elle est transmissible et la façon dont elle se transmet.

Pendant longtemps les médecins partagèrent l'opinion des gens du monde sur la contagion des fièvres éruptives, tous croyaient qu'elle se faisait au moment de la desquamation des exanthèmes: ils avaient tort de généraliser et d'étendre à la rougeole ce qui était vrai pour la variole et la scarlatine.

L'époque réputée la plus dangereuse de la rougeole s'étendait depuis l'apparition de l'éruption jusqu'à la fin de la desquamation. Encore à notre époque, on voit cette opinion partagée par M. le professeur Jaccoud (1) qui voit dans les débris furfuracés des agents puissants de contagion et par l'Académie de Médecine et la Société de Médecine publique et d'hygiène, qui l'une en 1882 et l'autre en 1885 fixaient la durée de l'isolement des rubéoleux à quarante jours.

1. Jaccoud. *Traité de Pathologie*. T. III, p. 527

de l'éruption, mais il n'a pu décider si elle était possible pendant les prodromes.

Mayr, le premier, en 1851, rapporte le premier exemple de contagion de la rougeole à la période de catarrhe, deux jours avant l'éruption.

Mais ces faits restèrent stériles, du moins en France, et l'on continua à vivre sur les idées admises jusque là.

En 1865, Girard (1) (de Marseille) va plus loin et généralise dans une lettre à la Société médicale des hôpitaux de Paris : « Les fièvres éruptives et en particulier la rougeole, se transmettent le premier jour de leur apparition à l'époque de fièvre, et leur transmission, passé cette époque, n'a plus lieu. » Ces conclusions furent vivement attaquées et repousées par tout le monde.

En 1869, il ne fut pas plus heureux devant la même Société.

Mais une fois cette idée émise, on observa, et divers faits concluants, peu nombreux d'ailleurs, établissent d'une façon positive que la rougeole est contagieuse avant l'éruption.

Dumas (2) de Cette, Lancereaux (3) l'admettent. Fœrster (4) pense que c'est au premier ou au deuxième jour du stade prodromique que se produit l'infection. Il est rare que la contagion date de la période d'éruption ou d'une période encore plus éloignée. Il n'a pas trouvé d'exemple au-delà du cinquième jour de l'éruption.

1. Girard. *Bulletin de Soc. méd. des hôpitaux*, 1865 et 1869.

2. Dumas. *Montpellier médical*, 1872.

3. Lancereaux, *Soc. méd. des hôpitaux*, 1873.

4. Fœrster. *Jahrb. für Kinderheilhunde*, 1876.

Beclere (1) arrive aux mêmes conclusions. Pour lui, non plus, la rougeole n'est plus contagieuse au moment de la desquamation et il n'a pu en trouver des cas.

Cependant il semble qu'il y ait des cas où la contagion se soit faite pendant la convalescence, sans que l'on puisse trouver pour expliquer la rougeole d'autres contacts suspects que ceux-là. Darolles (2), de Provins, dit en avoir observé deux exemples, l'un au septième, l'autre au onzième jour après l'éruption, il y avait eu dans ces cas une période d'incubation plus longue.

Depuis la plupart des auteurs sont d'accord sur ce point.

Ainsi on ne trouve guère de faits établissant la nocuité de la rougeole à la période de convalescence et l'on peut conclure que le contage de la rougeole, très différent à ce point de vue de celui de la variole, de la scarlatine, est surtout à redouter dans la période de catarrhe qui précède l'éruption de trois ou quatre jours et pendant les premiers temps de l'éruption et que son pouvoir va en diminuant à partir de cette époque.

Mais si la contagiosité de la période prééruptive est bien connue, on est moins fixé sur le moment où elle peut commencer à s'exercer. Il n'y a guère d'observations à ce sujet et le fait suivant d'une extrême précision, rapporté par M. Sevestre, semble démontrer qu'elle n'est pas contagieuse avant l'apparition des symptômes fébriles.

1. Beclere. *De la contagion de la rougeole.* Th. Paris, 1882.

2. Darolles. Cité par Sevestre. *Leçons publiées par Progrès médical*, 1889.

Un jeune garçon en incubation de rougeole assiste dans l'après-midi du 25 décembre 1888 à une matinée d'enfants où ils étaient une douzaine. Le soir il se plaint de lassitude, de mal de tête et se couche de bonne heure. Le lendemain, il assiste à une nouvelle matinée d'enfants. A ce moment, il était à la période de catarrhe et deux jours après le 29, il avait une éruption de rougeole. Or, parmi les enfants de la première série, aucun ne contracta la rougeole, sauf la sœur, qui couchait dans la même chambre que lui, et qui d'après le calcul fait avait dû être contagionnée dans la nuit du mardi au mercredi. Parmi les enfants de la deuxième série plusieurs eurent la rougeole.

« Il est incontestable, que la rougeole est contagieuse dès le début de la période d'invasion, mais elle ne l'est pas avant. Pendant la période d'éruption, au moins dans les premiers jours elle est aussi contagieuse, mais à un moindre degré qu'à la période d'invasion (Sevestre) (1). »

Jusqu'à quelle époque se maintient ce pouvoir contagieux et à quel moment cette maladie cesse-t-elle d'être contagieuse ?

Nous manquons d'éléments qui puissent nous faire répondre à cette question d'une façon précise. Nous savons déjà que pendant la convalescence elle ne l'est plus.

Panum dit que la contagion cesse avec l'éruption.

Fœrster n'a vu qu'un cas de contagion au cinquième jour de l'éruption et n'en a jamais observé plus tard.

M. Sevestre, aux Enfants-Assistés, a souvent renvoyé du pavillon d'isolement les convalescents, sept ou huit jours

1. Sevestre. *Loco citato.*

après le début de l'éruption, et jamais ils n'ont transmis la rougeole à ce moment.

Ainsi donc, quand un enfant est guéri de la rougeole, que son éruption est finie et qu'on peut le faire sortir, il n'est plus contagieux.

Maintenant que l'on sait que la rougeole est contagieuse surtout à la période d'invasion, peut-on arriver à connaître exactement ce moment que rien ne fait affirmer d'une façon précise, pour soustraire d'autres malades aux dangers de la contagion? Autrement dit, peut-on déterminer la durée de la période d'incubation de cette maladie?

Rien n'est plus difficile que de faire le diagnostic de la rougeole à la période catarrhale : le peu d'intensité des signes d'invasion, coryza, bronchite, larmoiement, leur banalité en quelque sorte, à moins que l'on ne soit en pleine épidémie, ne peuvent servir à appuyer un diagnostic sérieux. Il y a bien le piqueté rouge sombre de la gorge signalé par Monti, mais il n'existe pas dans tous les cas et n'apparaît guère que la veille de l'éruption. C'est donc un signe de peu de valeur.

Une fois la maladie contractée, il s'écoule un certain nombre de jours avant que les premiers symptômes n'apparaissent et que plus tard l'éruption ne se montre.

Cette succession se fait-elle d'après un ordre mathématique toujours le même et que l'observation permet de fixer?

Avant tout, à moins de discuter dans le vide, il faut déterminer le sens du mot incubation. Rigoureusement ce serait l'intervalle qui s'écoule entre la contagion et l'apparition des premiers symptômes dits prodromiques. Nous venons de voir que ces premiers symptômes sont souvent mal caractérisés et à l'exemple de beaucoup d'auteurs, Panum, Beclere, Sevestre, Bard (1), nous la prolongerons jusqu'au moment de l'éruption.

Il importe d'ailleurs de remarquer que le délai qui s'écoule entre l'infection et l'éruption est beaucoup plus constant que celui qui sépare l'infection des premiers prodromes. L'intensité et la durée des prodromes sont variables suivant les cas et sont sans influence sur l'époque d'apparition de l'éruption ; de plus le début exact de la période d'invasion est souvent impossible à préciser.

Comme toujours lorsqu'il s'agit de l'épidémiologie de la rougeole nous trouvons en tête de ce chapitre le nom de Panum qui observa avec tant de sagacité cette épidémie des îles Féroé en 1846.

Aucune des circonstances de contagion ne lui avait échappé et cependant il a fallu plus de trente ans pour qu'elles entrent dans le domaine public. Nous ne pouvons céder au plaisir de rapporter cette partie de sa relation.

La population des îles Feroé était de 7782 habitants, répartis en 17 îles et disséminés dans des villages de 200 habitants au maximum. Il y avait 65 ans, depuis 1781, que la rougeole était inconnue dans ce pays, quand le 28 mars 1846 un ouvrier, venu de Copenhague, contagionna deux de ses amis intimes, qui quatorze jours après son

1. Bard. *Revue d'hygiène*, 1891.

arrivée présentaient à leur tour une éruption de rougeole. A partir de ce moment la maladie se propagea avec une telle intensité qu'il y eut plus de 6,000 malades. Il put saisir sur le fait la durée de l'incubation et voici d'après les nombreux cas qu'il rapporte, deux des plus intéressants.

Le 4 juin 1846, dix hommes de Tjornevig, montant la même barque avaient pris part à une grande pêche avec les habitants d'un village infecté, le 18 c'est-à-dire quatorze jours après, tous ces hommes étaient atteints de rougeole. Une barque, montée par quelques hommes, fit le voyage de Tweraa où régnait l'épidémie et y resta seulement quelques heures, le quatorzième jour après le voyage tous ces hommes avaient l'éruption.

Panum en conclut que l'éruption de la rougeole parait treize ou quatorze jours après le moment de la contagion, c'est tout au plus, ajoute-t-il, si l'on trouve dans quelques cas un écart de vingt-quatre heures en deçà ou au delà.

Depuis, les observations de Mayr, Girard, Dumas, Lanceraux, Fœrster, Cadet de Gassicourt, Beclere, Sevestre, Bard, etc., donnent ce même chiffre de quatorze jours dans la majorité des cas pouvant, mais bien rarement, s'abaisser à treize ou se prolonger jusqu'à quinze.

On peut donc en déduire que la période d'incubation vraie, c'est-à-dire avant l'apparition des prodromes, est de neuf jours pleins, et qu'à partir de ce moment un rubéoleux devient contagieux.

Cependant dans deux cas qui semblent bien étudiés la durée de l'incubation fut bien moindre, le malade qui fut l'origine d'une épidémie au 90e de ligne, contracta la rougeole le 3 janvier et eut son éruption le 14. Dans un autre cas, l'incubation ne fut encore que de onze jours. Mercier (1).

Il se peut donc que ces chiffres soient modifiés et que l'incubation soit plus ou moins longue peut-être en rapport avec la gravité et l'intensité de la maladie.

On sait que dans la variole les durées de la période d'incubation et de celle d'invasion sont en raison inverse de la durée de la maladie. N'en serait-il pas de même pour la rougeole?

« On peut croire que, toutes choses égales d'ailleurs, l'incubation est d'autant plus prolongée que la receptibilité est plus faible et que la maladie doit être plus bénigne, tout au moins par elle-même, abstraction faite de ses complications accidentelles. L'incubation prolongée paraît être la règle dans les cas de récidive. » Bard.

La connaissance de ces faits permettra dans certaines circonstances de remonter au point de départ de l'infection et peut-être sera-t-il possible alors de prendre des mesures qui empêcheront la propagation de l'épidémie.

Quand un enfant aura été en contact avec un morbilleux il suffira d'un simple calcul pour savoir à quelle époque on doit l'isoler.

La rougeole récidive-t-elle? Il semble qu'une première atteinte ne confère pas toujours l'immunité. Cette récidive est moins fréquente qu'on ne le croit généralement. Beaucoup correspondent à des erreurs de diagnostic relatives à la première ou à la deuxième atteinte.

1. Mercier. *Gaz. Hebdomad. Med. et chir.*, 1891, p. 513.

M. Sevestre (1), qui en rapporte deux exemples observés en ville, nous a dit en avoir vu un troisième, où la première atteinte fut observée par Archambault et la seconde par lui-même.

En présence de la rareté de cette récidive, on ne peut pas en tenir compte dans la pratique et il n'est pas besoin d'isoler ceux qui ont déjà eu la rougeole.

1. Sevestre *loc. cit.*

CONTAGION DE LA ROUGEOLE : COMMENT ELLE SE FAIT. QUALITÉS DU CONTAGE MORBILLEUX.

Maintenant que l'on sait à quel moment la rougeole commence à être contagieuse et cesse de l'être, que l'on connaît les limites de la période d'incubation, il serait intéressant d'apprendre par quel mécanisme se fait la transmission.

Bien que l'agent pathogène de la rougeole ne soit pas connu, il y a de grandes probabilités pour qu'il se trouve dans les sécrétions catarrhales du début, larmes, mucus des fosses nasales et du pharynx, et peut-être dans l'air expiré (Sevestre, Bard). Nous savons bien que M. le professeur Grancher, raisonnant par analogie avec ce qui se passe dans la tuberculose, repousse cette dernière hypothèse. L'air expiré dit-il, avec M. le professeur Strauss, est bactériologiquement pur. Ce n'est qu'une hypothèse, il est vrai, mais rien jusqu'ici ne peut l'infirmer.

Ces produits inconnus, peuvent rendre infectieuse l'atmosphère qui entoure le malade ou les objets dont il se sert.

Est-ce l'atmosphère qui transporte ces germes ?

Est-ce par contact direct que se fait la contagion?

Est-ce par contact indirect par l'intermédiaire d'une tierce personne saine ?

I. — *Contact.* — Ce mode de transmission existe mais il est rare. Panum en cite quelques cas par des personnes saines et surtout par des médecins.

Fœrster cite le cas d'un tailleur, qui ayant des enfants malades de rougeole, apporte cette maladie dans une maison où il va essayer des habits.

Le Dr Croskery (1), rentrant chez lui, embrasse son fils, puis se rappelle qu'il sort de la chambre d'un rougeoleux, fait immédiatement laver l'enfant.

Il était trop tard, il avait déjà la rougeole.

M. Grancher (2) a vu une surveillante atteinte de rougeole, contagionner des enfants. Une autre fois, c'est un élève peu soigneux qui rapporte la rougeole du pavillon d'isolement à la salle commune (3). Ailleurs c'est une infirmière qui soignant un enfant atteint de rougeole dans la salle commune, ne se lave pas les mains et va donner cette affection à deux autres enfants à l'autre bout de la salle, alors qu'il y avait dans l'intervalle des enfants susceptibles de l'avoir (4).

En dehors de personnes saines, le professeur Grancher admet comme règle presque générale que la contagion se fait par l'intermédiaire des objets ou des linges souillés par les secrétions des malades : La rougeole, dit-il, se transmet souvent, sinon toujours, par contact direct ou indirect.

1. Croskery, *The Lancet*, 1882, p. 887.
2. Grancher, *Soc. méd., Hôpitaux*, 1889.
3. Grancher, *Bulletin médical*, 1889, p. 227.
4. Grancher, *Revue d'hygiène*, 1890, p. 50.

La rougeole ne frappe pas dans une même salle tous les enfants susceptibles de la prendre, au contraire un grand nombre y échappe. Dans la salle Parrot, trois cas extérieurs de rougeole ont apporté la contagion, neuf seulement ont été contaminés, trente-sept auraient pu l'être, n'ayant pas eu antérieurement la rougeole. Salle Bouchut, quatre cas extérieurs contaminent seize enfants, soixante-deux y échappent, et ce ne sont pas toujours les enfants voisins qui sont frappés (*Revue d'Hygiène*, 1890). Dans la salle Saint-Thomas, du 1er décembre 1886 au 1er mai 1887, onze cas ont éclaté dans quatre lits. n° 18 trois cas, n° 13 trois cas, n° 9 trois cas, n° 19 deux cas (*Soc. méd. des Hôpitaux*, 1889).

Le hasard semble donc présider à ces petites épidémies, et la raison de ce fait échappe si l'atmosphère sert de véhicule.

Ainsi pour M. Grancher, c'est le personnel hospitalier, les linges, les objets qui servent aux malades, qui transportent la rougeole, il se refuse à croire que l'air expiré soit contagieux, raisonnant d'après les données expérimentales acquises pour d'autres maladies transmissibles.

II. — *Air atmosphérique.* — Presque tous les hygiénistes admettent aujourd'hui que le transport médiat est très exceptionnel si même il existe réellement.

Quand une rougeole se déclare dans une salle, dit M. Sevestre (1), ce sont presque toujours les enfants couchés dans les lits voisins qui sont pris. Il est exceptionnel de voir la rougeole se transmettre d'un côté à l'autre

1. Sevestre. *Soc. Médecine publique et d'Hygiène*, 1890.

de la salle, plus exceptionnel encore d'une salle à l'autre.

Aux Enfants-Assistés les pavillons de rougeole, de scarlatine et de diphtérie sont confiés à la même surveillante et de 1886 à 1889 M. Sevestre n'a vu qu'un seul cas (et encore n'est-il pas absolument positif) où l'on aie pu dire que la contagion fut attribuable au personnel.

Il croit que pendant les secousses de toux de la rougeole, l'air expulsé violemment détache de la gorge, du larynx et des bronches, des produits contagieux, et ce sont ces produits qui rendent infectieux l'air qui entoure le malade (*Leçons cliniques*).

M. Bard va plus loin, il accorde des qualités réellement contagieuses à l'air expiré (*Revue d'Hygiène*).

M. Mercier est partisan de la contagion atmosphérique, il montre que dans les cas de rougeole qu'il a observés au 90° de ligne, les malades atteints occupaient presque tous le premier et le deuxième étage juste au dessous de la chambre qui était le foyer primitif d'infection, et ces malades couchaient au niveau des fenêtres. Il explique ce fait parce que les poussières, jetées du troisième étage, tombaient dans les chambres au-dessous et propageaient l'affection.

Le médecin principal Viry a fait la même observation à l'école de Saint-Cyr.

Ce qu'on peut conclure de tout ceci, c'est que dans les milieux hospitaliers, dès qu'un cas de rougeole se produit, tous les modes de contagion sont possibles, cependant d'après l'examen attentif de ces petites épidémies en loyer, il semble vraisemblable que dans la grande majorité des cas on doive incriminer l'air.

Quoiqu'il en soit, le contage de la rougeole a une virulence extrême et une puissance très grande puisqu'il frappe tous ceux qui sont susceptibles de contracter la rougeole, comme on peut le voir par les épidémies de caserne et surtout dans l'épidémie des îles Féroé. Là frappant une population vierge, la rougeole fut terrible quant au nombre des personnes atteintes, puisqu'il n'y eut d'épargnés que les vieillards ayant déjà eu autrefois la rougeole et un millier d'habitants qui furent rigoureusement isolés par Panum.

La receptivité de l'espèce humaine pour cette maladie est telle, les causes de contamination sont si nombreuses, que malgré tout un sujet qui est en état de la prendre sera contaminé un jour ou l'autre. Les hygiénistes de certaines nations la considèrent comme une maladie inévitable et ne cherchent pas à l'isoler (Angleterre, Hollande).

De plus ce contage n'a qu'une vitalité très limitée, ou du moins une fois sorti de l'organisme il perd rapidement sa virulence.

M. Sevestre ne croit pas que cette vitalité dépasse deux ou trois heures et il s'appuie sur ce fait que parfois aux Enfants Assistés il fut obligé de laisser mettre des enfants sains dans une pièce précédemment occupée par des rougeoleux et que jamais il n'y eut de contagion.

M. Bard conclut de même d'une épidémie. Il résulte avec certitude des faits qu'il étudie, l'absence complète de persistance des termes de la rougeole après le départ des malades. Jamais il n'est arrivé qu'un enfant entré au dépôt le lendemain de l'isolement d'une rougeole ait été contaminé par les germes que celle-ci aurait laissée, et cela sans qu'aucune mesure de désinfection ait été prise par impossibilité matérielle.

M. Grancher qui n'a aucune donnée pour fixer cette durée, croit cependant qu'elle est plus longue, mais sans cependant pouvoir lui attribuer un terme quelconque.

Outre sa faiblesse persistante, le microbe pathogène n'a pas une grande diffusibilité ; la transmission de la rougeole par l'air ne se fait pas à une grande distance. « Quand dans notre grande salle de l'infirmerie se déclarait un cas de rougeole, les enfants couchés à côté étaient contagionnés presque sûrement ; à la distance de trois ou quatre lits la chose était déjà plus rare, exceptionnelle pour les enfants placés au bout de la salle, bien que la surveillante et les infirmières soient les mêmes ». Sevestre.

Autour de chaque malade, la zone dangereuse ne dépasse guère quelques mètres de rayon.

Si l'on admet ces caractères du contage, la transmission par une tierce personne ou par les objets ne peut guère avoir lieu que s'il y a transport en très peu de temps et à très faible distance.

De sorte que les instructions du comité consultatif d'hygiène publique de France qui prescrivent pour la rougeole une désinfection ultérieure du local et des objets contaminés, n'ont pas leur raison d'être, parce que les mesures prises sont inutiles.

ISOLEMENT DE LA ROUGEOLE.

Maintenant que nous avons vu à peu près les différentes données du problème, quelles sont les précautions les meilleures pour empêcher la propagation de la rougeole ?

Comme c'est au moment où il n'y a aucun signe spécifique qui puisse la faire reconnaître, qu'elle est le plus contagieuse, on voit à quelles difficultés on se heurte. Cette incertitude est la cause de tout le mal. Malgré sa grande virulence, le pouvoir diffusible faible et la courte vitalité du contage sont de puissants auxiliaires pour la combattre. Si on pouvait reconnaître qu'un individu est à la période contagieuse et l'isoler, la propagation en deviendrait difficile, sinon impossible.

En ville, il est bien rare qu'un enfant en puissance de rougeole, ne contamine pas dans son entourage ceux qui peuvent la prendre. Quand un médecin est appelé, il est déjà trop tard. On peut donc dire en règle générale qu'il est toujours inutile de séparer de ses frères un morbilleux déjà en éruption ; même si des prodromes suspects les avaient fait isoler, il est presque inutile de prolonger cette séparation si l'éruption est survenue moins de deux jours après son isolement. Cette séparation peut cesser sans aucune crainte de contagion dès que l'éruption est terminée.

A l'hôpital, chaque fois que l'on reçoit dans la salle commune un rougeoleux, on peut être sûr que vers le quatorzième jour il y aura une petite épidémie intérieure qui, si l'on n'y prend garde, pourra devenir à son tour le point de départ d'une épidémie secondaire qui ne s'éteindra peu à peu que faute de sujets.

C'est donc à la consultation tout d'abord qu'il faut s'attaquer. Là sont confondus dans le même local les enfants qui sont en pleine éruption, ceux qui ne sont qu'à la période catarrhale, la plus dangereuse, et ceux qui en sont indemnes. On peut être sûr, étant donné ce que l'on sait du contage rubéolique, que plusieurs prendront la rougeole et la porteront, soit à l'hôpital, soit dans leurs familles où ils deviendront l'origine de nouvelles contagions.

Il y a donc un triage à faire dès le début de la consultation. Il s'agit de séparer tous les enfants contagieux et de les isoler les uns des autres. C'est ce que l'on fait maintenant dans chaque hôpital d'enfants le matin. Mais nous craignons bien que cette mesure reste sans grande efficacité. Tous les malades s'entassent à la même heure et se pressent dans des salles toujours exiguës, à qui passera le premier et avant que la sélection ne s'opère, même si elle était parfaite, il y a toujours des contacts dangereux. Ce contact, même de courte durée, est suffisant.

Ce qu'il faudrait, c'est à l entrée même de la consultation, avant que le malade n'entre, un examen attentif de chacun.

Quand même, à la période prodromique où l'enfant est déjà malade et a besoin d'être hospitalisé, il n'y a aucun signe pour affirmer la rougeole, on le reçoit dans la salle commune en pleine puissance contagieuse, ou bien si l'on a des doutes parfois justifiés on l'envoie à l'isolement de la rougeole où il la contractera, s'il ne l'a déjà pas. Il faudrait avoir la notion d'une contagion possible, huit, neuf, dix jours auparavant, du contact d'un rougeoleux à ce moment, mais on comprend combien il est exceptionnel d'avoir ce renseignement en pratique.

D'ailleurs on peut recevoir pour une autre affection un enfant qui vient de contracter la rougeole avant d'entrer, rougeole qui ne commencera à évoluer que quelques jours après.

De ce côté il y a des difficultés qui paraissent presque insurmontables. Voyons ce que l'on a fait et ce que l'on peut faire à l'hôpital.

A l'hospice des Enfants-Assistés, où l'on reçoit le plus souvent des enfants présumés sains, on a, sur les instances de M. Sevestre, créé une sorte de lazaret, mais bien insuffisant encore. Là les enfants réunis en petit nombre seraient dès leur entrée isolés des autres jusqu'au moment où l'on soit sûr qu'ils n'auront pas apporté la rougeole du dehors. Si l'un a la rougeole, ceux qui seront avec lui seront sans doute contaminés, mais on aura préservé les autres.

En 1888 le 1er juillet on a inauguré dans les jardins de l'hospice quatre pavillons d'isolement, dont un pour la rougeole. Mais cette installation est encore insuffisante parce qu'elle ne comporte pas de petites pièces spéciales.

Aux Enfants-Malades, la rougeole a commencé à être isolée en 1886. Là aussi on a accumulé tous les rubéoleux ensemble. On a converti en salles d'isolement les salles basses et mal éclairées qu'occupaient auparavant les teigneux, pas de petites chambres où l'on puisse mettre les enfants atteints de complication elle-même contagieuse.

Là M. Grancher a mis en pratique ses idées sur la contagion de la rougeole, il a cherché à diminuer les cas intérieurs, à éviter le transport du contage par le malade lui-même ou par l'intermédiaire des personnes qui le soignent ou des objets qui lui servent.

Chaque lit est séparé des autres par un grillage métallique de 1 m. 20 de haut, ces grillages qui divisent la salle en autant de box contenant chacun un lit ont l'avantage de ne pas sequestrer les malades, de les laisser voir leurs voisins, et d'empêcher chaque malade de communiquer à ses voisins la maladie contagieuse dont il est atteint.

Après chaque repas, on place dans un panier en fil de fer galvanisé le couvert et les objets nécessaires au repas et on le plonge dans l'eau bouillante pendant une demi heure.

De plus tout le personnel attaché au service est muni de sarreaux de toile qui sont nettoyés et désinfectés chaque jour. Il est rigoureusement recommandé à tout le monde de se laver les mains après chaque contact suspect dans une solution de sublimé ou de thymol.

Nous verrons plus loin que ces mesures n'ont pas répondu aux espérances qu'on y avait fondées.

L'hôpital Trousseau est peut-être maintenant celui qui est en France le mieux pourvu contre la contagion.

Peu à peu on est arrivé à un isolement qui n'est pas encore la perfection, mais qui peut rendre des services.

On a installé le 14 juillet 1889 la rougeole dans un vieil hôtel légué à l'Assistance Publique, mais au début il n'y avait que le rez-de-chaussée, occupé par les malades. Là se trouvaient en enfilade trois grandes pièces pouvant contenir chacune dix lits et communiquant entre elles par de grandes ouvertures. On eut beaucoup de difficulté pour obtenir des portes vitrées séparant chaque salle.

Cette année à la fin du mois de mars, on livra à la pratique le reste du pavillon, les salles du premier etage, qui fut utilisé d'une façon très commode.

Il y a là deux couloirs se coupant à angle droit. Sur ces couloirs s'ouvrent différentes chambres qui ne communiquent pas entre elles. Toutes sont séparées par de grandes cloisons vitrées à partir d'un mètre du sol.

Ce sont autant de chambres d'isolement dont nous verrons plus loin l'utilité pour mettre les rougeoles compliquées, le rez-de-chaussée étant réservé aux rougeoles régulières et normales, sauf une petite pièce, séparée du reste par un grand pallier, et que l'on réserve pour les diphtéries secondaires à la rougeole.

Enfin un service de douteux avec seize chambres va fonctionner le 1er août prochain.

Inutile de dire que chacun de ces hôpitaux à une étuve système Geneste et Herscher pour désinfecter le linge et les objets de literie.

A l'étranger depuis longtemps déjà on poursuivait le même but et, il faut bien l'avouer, ce n'est pas chez nous que des mesures de ce genre furent prises pour la première fois.

A l'hôpital du prince d'Oldenbourg à Saint-Pétersbourg (1), Rauchfuss, médecin directeur qui en a fait lui-même le plan, le fit construire d'après des données scientifiques fondées sur les idées nouvelles.

Tout enfant amené est désinfecté aussi complètement que possible, lavé, baigné, ses cheveux sont coupés s'il le faut. Il y a deux chambres de quarantaine près de la consultation avec six lits réservés aux douteux, qu'il serait dangereux de laisser dans la salle commune.

Le service d'isolement est séparé du reste de l'hôpital par un jardin long de 300 mètres ; il y a là quatre services de contagieux dont un pour la rougeole, tout à fait indépendants les uns des autres, quelques petites chambres pour les formes mixtes. Dans chaque service, l'étage inférieur est affecté aux formes simples et communes, l'étage supérieur aux formes compliquées. A la sortie de chaque malade, la literie est passée à l'étuve et le lit, très simple, désinfecté.

L'hôpital Saint-Wladimir de Moscou, construit par Rauchfuss, d'après son expérience acquise à l'hôpital d'Oldenbourg, est une série de petits pavillons qui n'ont rien de monumental.

A l'entrée une infirmière fait passer dans la salle d'attente des douteux ceux qui offrent des traces de maladie contagieuse. Au bureau d'admission est annexée une

1. Lejars, *Rapports sur les hôpitaux d'enfants en Russie*, 1888.

salle de bains par où doit passer tout d'abord chaque enfant reçu dans l'établissement. Au premier étage, trois chambres avec six lits sont réservées aux douteux, on les y garde jusqu'à ce qu'un diagnostic certain ait permis de les classer dans une des divisions.

Le bâtiment principal est construit de telle façon que dès qu'un cas de contagion se présente dans un pavillon on sépare immédiatement ce pavillon des autres en condamnant les portes de communication ; chaque pavillon a son entrée isolée sur le jardin.

Il y a quatre pavillons d'isolement séparés pour chacune des maladies contagieuses. A la rougeole il y a deux salles de huit lits, et deux autres plus petites pour mettre à part les cas graves et compliqués.

A Berlin (1) on a fait d'incontestables progrès, mais les hôpitaux d'enfants ne sont pas comparables à ceux de la Russie. Ainsi à l'hôpital de la Charité, les trois pavillons de contagieux sont contigus et le contact du personnel des trois services est incessant.

Au Moabit, il n'y a d'isolement que pour la diphtérie, les enfants atteints de scarlatine, rougeole et coqueluche, sont mêlés aux femmes, ainsi que les douteux.

Il n'y a que l'hôpital de l'empereur et de l'impératrice Frédéric, uniquement destiné aux enfants et surtout au traitement des maladies contagieuses, qui soit construit au point de vue de l'isolement. Il n'a été livré qu'en partie encore à la pratique, la rougeole n'y est pas installée. Il semble qu'il soit construit d'après les dernières don-

1. Guinon, *Bulletin médical*, 1890, p. 893.

nées de la science et de l'hygiène, et qu'il réalise le principe de l'isolement poussé à ses extrêmes limites.

A Londres (1) la rougeole n'est que rarement hospitalisée. Les médecins anglais admettent que la puissance de sa contagion est telle qu'on ne peut l'éviter et ils estiment que la rougeole s'aggrave par le fait de son hospitalisation et de son isolement.

En Hollande depuis quelques années on fait de même.

A d'autres points de vue sociaux, la connaissance de la contagiosité de la rougeole a pu être utile.

Il est de règle dans les établissements universitaires suivant une décision ministérielle prise après avis de l'Académie de médecine, de n'accepter les enfants atteints de rougeole que vingt-cinq jours après l'éruption. A cette époque, il y a longtemps que l'enfant n'est plus contagieux, il est donc inutile de le condamner à un isolement trop prolongé et préjudiciable à ses études. Dès qu'il peut sortir, qu'il peut vivre de la vie de tout le monde, il n'y a plus aucun danger.

Au collège Chaptal, dont M. Sevestre est médecin et où l'on n'est pas forcé de se soumettre aux règlements universitaires, il a souvent laissé des élèves rentrer au milieu de leurs camarades avant le vingt-cinquième jour, et il n'a jamais eu à s'en repentir.

Dans les écoles, où sont réunis des enfants sains, qui sont exposés aux contacts de la vie en commun, il y a parfois une telle diffusion de la maladie qu'il est presque

1. Variot, *Hospitalisation des enfants à Londres*. Rapport au ministre de l'intérieur, 1890.

inutile de fermer l'école. « Cette rapidité, dit M. Bard qui est médecin des épidémies du département du Rhône, et qui a eu occasion d'observer des épidémies dans les écoles rurales, est telle que, dans la généralité des cas, la première explosion qui suit le cas initial est énorme et que dans les écoles à une seule cour, elle porte d'emblée sur tous les individus susceptibles d'être atteints, de sorte que l'épidémie s'arrête bientôt. Dans d'autres cas, surtout dans les écoles à plusieurs classes, entre lesquelles les contacts sont plus difficiles, cette première explosion est suivie d'une seconde plus ou moins nombreuse ; jamais je n'ai rencontré de troisième série importante. A partir de ce moment l'épidémie s'arrête ou bien elle ne se continue plus que par des cas fort rares, isolés, portant sur des enfants nouvellement admis ou temporairement absents lors des contagions antérieures.

Les conséquences qui résultent au point de vue prophylactique de cette extrême rapidité de la contagion sont loin d'être négligeables. La fermeture d'une école pour cause de rougeole est généralement demandée et effectuée au moment de la première explosion qui a suivi le cas initial. Dans ces conditions elle est parfaitement inutile parce qu'elle arrive trop tard. Cette seconde série a fait son œuvre après laquelle il ne reste plus rien à faire, et pour ma part dans mon service des épidémies je n'ai plus réclamé de fermeture dans ces conditions. Je me contente d'interdire temporairement les nouvelles admissions et je n'ai jamais eu à regretter mon abstention. »

Ce qu'il importerait de connaître dans ce cas c'est la date de l'éruption du premier malade et demander alors la fermeture de l'école pendant quelques jours au moment de la période contagieuse de la première explosion, fermeture commençant le huitième jour après l'éruption, cela permettrait de laisser éclore tous les cas secondaires.

Ces mêmes données s'appliquent aussi aux soldats.

Dans les hôpitaux, où l'on reçoit sans cesse des malades, il n'en est pas de même. Un nouvel arrivant peut contagionner toute une salle et chaque jour on est exposé à cet accident. Ce qu'il faudrait, c'est une salle de rechange, permettant pendant un certain temps de ne plus recevoir de malades jusqu'à ce qu'il n'y ait plus de chances de contagion. Mais avec l'organisation actuelle et les exigences du service, ce projet est impraticable.

L'établissement d'un lazaret à l'entrée d'un hôpital ne résoudrait pas la difficulté. Il faudrait là un séjour de quatre semaines et pendant ce temps pour un hôpital actif le lazaret deviendrait aussi important sinon plus que le service principal et le danger ne serait dès lors pas beaucoup diminué (Bard).

On voit à quelles impossibilités on se butte quand il s'agit de la prophylaxie de la rougeole, impossibilités qui tiennent à deux causes : la puissance de la contagion à un moment où l'on ne peut faire le diagnostic, l'absence de moyens d'isolement qui entraîneraient à des dépenses trop considérables.

INFECTIONS SECONDAIRES, LEUR NATURE, LEUR ORIGINE

C'est autant au profit du malade lui-même qu'à celui des individus sains qu'il faut faire l'isolement. La prophylaxie pratiquée dans le premier cas est bien plus importante que l'autre, puisque la rougeole soignée dans des conditions hygiéniques convenables est une affection bénigne et qu'elle devient grave soignée à l'hôpital.

En ville, la rougeole est un accident sans importance qui ne demande guère que des soins d'hygiène, peu de malades en meurent, c'est à peine si elle donne 2 et 4 pour 100 de décès, et l'on est étonné de la mortalité qu'elle atteint dans les hôpitaux. C'est ce qui faisait dire à Dechaut (1), il y a déjà bien longtemps : « Quand j'arrivai à l'hospice des Enfant Assistés, je laissais passer inaperçues les premières rougeoles qui se manifestèrent, croyant comme tout le monde que cette maladie était bénigne ; mais quand je vis à plusieurs reprises succomber le cinquième, le quart, le tiers de nos malades, je dus singulièrement modifier mes opinions. »

Il faut protéger les enfants contre les dangers de l'isolement, là certaines complications l'attendent, qui deman-

1. Dechaut, *Sur la rougeole irrégulière et compliquée*. Th. de Paris, 1842.

dent de nouvelles mesures préventives. Ainsi se trouve toujours justifiée cette parole d'Archambault : Dans les hôpitaux d'enfants, on ne meurt pas de la maladie qu'on y apporte, mais de celle qu'on y contracte.

Il est de notion vulgaire que les enfants atteints de rougeole que l'on réunit ensemble meurent en aussi grand nombre sinon plus qu'autrefois.

Il est rare que l'on meure de rougeole, à moins de ces formes malignes qui tuent par l'intensité de l'infection. La diphtérie secondaire et surtout la broncho-pneumonie sont les deux facteurs de mort.

Ici une nouvelle étude s'impose, celle des conditions dans lesquelles se développe la broncho-pneumonie, si l'on veut lutter avec quelque avantage contre elle. Cette étude est toute récente.

Longtemps on a considéré la complication broncho-pneumonique comme une manifestation viscérale directe de la rougeole, elle résulterait d'une rétrocession de l'exanthème, l'éruption disparaissant brusquement de la peau sous une influence quelconque; il se produit par une sorte de métastase, de compensation, une congestion pulmonaire plus ou moins intense. On sait combien le public redoute ce qu'il appelle une *rougeole rentrée.* C'est sous une forme vulgaire la théorie pathogénique en vogue jusqu'à ces dernières années.

On pourrait croire qu'elle est le résultat d'une violente poussée éruptive, se faisant sur le poumon en même temps que sur la peau. Mais outre que les deux poussées ne se font pas le plus souvent en même temps, que l'inflammation pulmonaire est consécutive quelquefois de beaucoup à l'éruption cutanée, cette action sur le poumon ne s'expliquerait que par le microbe rubéolique pathogène. MM. Cornil et Babès le crurent un instant, mais ils revinrent vite sur leur opinion.

On a invoqué le froid : la broncho-pneumonie est plus fréquente en hiver. Pendant le siège de Paris, il se fit une épidémie de rougeole. Sur 457 malades soignés à l'hospice de Bicêtre, 168 succombèrent à la broncho-pneumonie. L. Collin (1).

Par contre dans une épidémie qui frappa à Metz 67 hommes pendant l'hiver où la température oscillait de 0 à 10°, un seul mourut de broncho-pneumonie. M. Levy.

Hervieux (2) était plus près de la vérité quant à propos de l'épidémie de variole qui régna pendant le siège, il explique sa gravité croissante par l'encombrement : « Cette exaltation résulte d'une accumulation des doses de poison absorbées, accumulation facilement explicable par la fusion des atmosphères miasmatiques propres à chaque malade. »

Plus tard, reprenant la même idée, Oyon (3) insistait sur les dangers que présente l'accumulation des miasmes.

D'autres attribuaient la gravité variable de la rougeole d'une épidémie à l'autre au génie épidémique, à la constitution médicale régnante.

1. L. Collin. *Union médicale*, 1878.
2. Hervieux. *Soc. méd. des hôpitaux*, 1870.
3. Oyon. *Causes de la gravité de la rougeole à l'hospice des Enfants-Assistés*. Th. Paris, 1873.

A partir du moment où s'est développé la théorie des infections secondaires, qui n'est après tout que l'explication du génie épidémique d'autrefois, ces variations contagieuses sont devenues plus claires.

Rien n'empêche en effet qu'une infection surajoutée ne vienne modifier la marche de la maladie primitive, et de bénigne dans la plupart des cas, la rende souvent mortelle, notion qui avait manqué jusqu'alors à nos prédécesseurs lesquels la cherchaient dans des causes banales comme le froid ou mystérieuses comme le génie épidémique.

Ce qui distingue le rougeoleux entre tous les contagieux c'est sa susceptibilité à l'égard de toutes les infections secondaires, il offre un milieu de culture tout préparé à tous les germes, il est apte à contracter des ophthalmies purulentes graves, la diphtérie, la broncho-pneumonie, la tuberculose, l'érysipèle, la gangrène ; il peut prendre et cultiver tous les microbes, dès qu'ils se trouvent à sa portée.

La broncho-pneumonie qui ne vient pas de l'agent morbilleux lui-même, mais bien d'une affection surajoutée, est fréquente à l'hôpital, alors qu'elle est relativement rare en ville. Ce n'est guère qu'elle qui fait la différence colossale entre les deux catégories de malades.

« Nos observations, dit Revilliod (1), semblent démontrer que dans la clientèle hospitalière, la moitié des enfants atteints de rougeole présentent de la broncho-pneu-

1. Revilliod, *Notes cliniques sur quelques maladies des enfants*. Th. Paris, 1886.

monie et que plus de la moitié de ces derniers succombent à cette complication. »

En 1887, M. Bard (1), le premier qui regarde la broncho-pneumonie comme indépendante du germe morbilleux et liée à des infections secondaires, en fait une affection virulente transmissible et contagieuse pour son propre compte.

Pour s'en convaincre, il n'y a qu'à lire l'histoire d'épidémies de rougeole avec broncho-pneumonie rapportée dans la thèse de son élève Gontier (2).

Il résume les raisons cliniques qui prouvent en ce sens.

En 1889, M. Richard, du Val-de-Grâce, en réclamant à la Société médicale l'isolement individuel des morbilleux invoquait les mêmes arguments cliniques. De l'examen de certaines épidémies, il en a conclu que la gravité dépendait de l'accumulation des rougeoleux dans la même salle, que l'aggravation qui en résulte provient de la multiplication des chances d'infection secondaire : « Tous les germes pathogènes sont mis en commun, et plus la réunion sera nombreuse, plus le capital social sera lourd. »

Dans la séance du 12 juillet 1889 à la même société, dans la discussion sur l'étiologie, la nature et la prophylaxie de la broncho-pneumonie dans la rougeole, tous se sont rangés à la nature secondaire de cette complication, mais sans l'entendre de la même façon au point de vue de la pathogénie.

1. Bard, *Arch. de physiologie*, 1887.

2. Gontier, *Broncho-pneumonie de la rougeole*. Th. Lyon, 1888.

Il faut d'abord considérer ceci : c'est que la broncho-pneumonie se montre à toutes les époques de la rougeole ; souvent, le plus souvent même, d'après Barthez et Rilliet, elle apparaît avant l'éruption, pendant les prodromes, d'après ce que nous en avons vu, il nous semble que c'est au contraire l'exception. Il n'est pas rare de la voir apparaître pendant la période d'éruption, mais c'est surtout à la période de déclin, dans la convalescence, qu'elle se montre avec la plus grande fréquence, surtout dans les milieux hospitaliers.

Les microbes que l'on rencontre dans les foyers d'hépatisation sont par ordre de fréquence le streptocoque pyogène, le pneumocoque lancéolé, et le pneumo-bacille de Friedlander (1).

Or, ce sont ces mêmes microbes, que l'on rencontre dans la salive des enfants atteints de rougeole. MM. Boulloche et Mery (2) ont trouvé sur 48 enfants dont la salive fut minutieusement ensemencée et examinée, le pneumocoque dans 20 0/0 des cas, le streptocoque dans 23 0/0, alors que d'après les recherches de Netter sur la salive normale, le pneumocoque ne se trouve que dans 1/5 des cas, et le streptocoque dans 1/18.

Les uns disent que la broncho-pneumonie est une affection contagieuse transmissible et qui procède parfois par épidémies. La contagion est la première idée qui vient à l'esprit, étant donné le grand nombre d'individus qu'elle frappe à la fois.

1. Mosny. *Etude sur la broncho-pneumonie*, Th. Paris, 1891.
2. Boulloche et Mery. *Revue mens. mal. enfance*, 1891.

Les agents pathogènes existent en permanence dans nos vieux hôpitaux, difficiles à désinfecter, ils s'y conservent avec les poussières pendant un temps plus ou moins long et s'y renouvellent sans cesse. Arrive un rougeoleux, indemne de complications, il présente un terrain de culture tout préparé, une muqueuse déjà dépouillée de son épithélium (Bard, Richard, Sevestre, Mosny).

Bien que l'air ne renferme pas habituellement de bactéries pathogènes, on ne peut nier que dans certaines circonstances bien déterminées il ne puisse en tenir en suspension. Ils sont dus à la dessication des crachats, des mucosités bronchiques et nasales ; desséchés, ils se transforment en poussières qui gardent pendant un temps plus ou moins long leurs qualités pathogènes.

Cette présence des germes dans une salle d'hôpital n'est pas une simple vue de l'esprit, Fraënkel, Eiselsberg et Emmerich, Babès en ont trouvé dans l'air.

A côté de cette idée de contagion, d'hétéro-infection, il s'en est dressée une autre : l'infection ne vient plus du dehors, c'est le malade lui-même qui en est porteur, c'est de l'auto-infection.

La présence fréquente de ces microbes dans les voies aériennes supérieures et la cavité bucco-pharyngienne chez les individus sains fit naître cette théorie de l'auto-infection. L'accroissement de virulence de ces microbes pathogènes dans certaines conditions de saison et d'encombrement provoque par leur invasion du poumon, des pneumonies et des broncho-pneumonies ; il suffit d'une circonstance favorable pour faciliter leur éclosion.

Mais s'il en est ainsi, si la broncho-pneumonie est une

auto-infection, elle devrait se rencontrer dans la plupart des rougeoles, aussi bien en ville qu'à l'hôpital; il est vrai que l'on voit assez souvent des enfants venir à l'hôpital non à cause de leur rougeole qu'on soigne à la maison, mais pour une broncho-pneumonie secondaire; si l'on réfléchit dans quelles conditions vivent ces pauvres malheureux on le comprendra vite. On arrive ainsi à penser que cette complication est due à une autre cause, que si ces agents pathogènes existent dans la bouche, c'est qu'ils ont été apportés par le milieu contagieux où ils se trouvent, sinon on ne comprendrait pas la virulence variable d'un microbe d'un endroit à l'autre et cela presque sans exceptions.

Ces notions nous donnent la raison de l'inefficacité et même des dangers de l'isolement.

Cette origine de l'infection n'est pas d'ailleurs une question indifférente, une simple affaire de curiosité. De la solution qu'on lui donnera dépend toute la prophylaxie de ses complications.

Ces deux théories en présence, si elles sont exclusives, amèneront à des mesures de précaution tout à fait différentes. Si l'on admet la contagion c'est l'isolement encore qu'il faut pratiquer; si c'est l'auto-infection on doit s'adresser à l'antisepsie pour détruire les parasites.

I. — *Isolement.* — Il consiste à supprimer autant que possible les souillures de l'atmosphère, à soustraire le malade à tous les contacts inutiles, surtout à celui des autres malades.

M. Richard a proposé l'isolement individuel, qui a cet immense avantage qu'il limite l'infection et aussi qu'il rend la désinfection plus facile, dans une série de petites cellules.

Cet isolement combiné à l'antisepsie serait en effet l'idéal, mais que de difficultés pratiques ne soulève-t-il pas ? Bâtiments spéciaux, personnel nombreux, etc,.... inutile d'insister.

Sans aller jusque-là il serait suffisant de séparer les malades atteints de complications de ceux qui ont une rougeole simple, de limiter le nombre de rougeoleux à six ou huit par salles, d'avoir de petites salles où l'on placerait les complications similaires, enfin quelques cabinets d'isolement destinés aux entrants chez lesquels l'existence de complications au début paraîtrait douteuse.

Il serait bon, en outre, d'avoir des salles de rechange, afin de procéder de temps en temps à des nettoyages complets.

II. — *Antisepsie.* — Il faut protéger le malade contre lui-même; au lieu de faire de l'antisepsie du milieu où il vit, faire celle du milieu intérieur.

Dès ce but on devra donner des bains fréquents ou tout au moins laver les organes les plus exposés à être souillés : anus, organes génitaux, avec des solutions antiseptiques, pratiquer l'antisepsie de la bouche au moyen de gargarismes et de lavages fréquents à l'eau saturée d'acide borique.

Le mieux est de combiner les deux choses si on le peut : isolement et antisepsie.

Mais ce n'est pas tout. En dehors du malade qui peut être contagieux, de l'atmosphère qui l'entoure, il y a le personnel qui vit dans le milieu, qui va d'un lit à l'autre et qui peut devenir ainsi à l'occasion l'origine d'infections. On ne saurait trop lui recommander les mêmes précautions, de se laver les mains à chaque contact suspect.

Il y a encore les meubles, les objets de literie, qui doivent être l'objet de désinfections sérieuses, soit lavés, soit passés à l'étuve.

On doit veiller à la propreté minutieuse du linge et plusieurs fois par jour avec des précautions convenables pour éviter les refroidissements, il faut aérer les salles.

RÉSULTATS FOURNIS PAR L'ISOLEMENT.

Voyons maintenant ce que l'isolement pratiqué en même temps que des mesures d'antisepsie a fait au point de vue de la mortalité de la rougeole.

On sait par les statistiques que la mortalité chez les enfants non hospitalisés est très peu considérable, de deux à quatre pour cent, que dans les hôpitaux elle dépasse souvent quarante pour cent.

Aux Enfants-Assistés, où vers le milieu de 1888, sur les instances de M. Sevestre on a réalisé les premières améliorations, les résultats au point de vue de la morbidité ne paraissent pas bien encourageants, car on peut constater que le nombre des cas de rougeole est toujours très considérable.

Cependant il tend à décroître, jusqu'en 1886 le nombre des entrées était supérieur à 320 ; il a depuis diminué d'une façon graduelle : 199 en 1887 ; 244 en 1888 ; 220 en 1889.

Mais l'écart le plus sensible est dans la mortalité qui a diminué de beaucoup.

En 1887, 299 entrées, 128 décès soit 43 0/0.

En 1888 où le système hospitalier fut modifié :

1er semestre :	146	entrées,	46	décès, soit	32 0/0
2e semestre :	98	»	21	»	21 0/0
En 1889. . .	220	»	62	»	24 0/0

Dans ces cas sont comptés toutes les rougeoles des Enfants-Assistés, c'est-à-dire depuis la naissance. Ces statistiques ne sont pas comparables à celle des autres hôpitaux où l'on ne reçoit guère d'enfants au-dessous de 2 ans. Or, c'est peut-être à cette époque de la vie que les enfants sont le plus vulnérables, dans leur appareil pulmonaire.

A l'hôpital des Enfants-Malades, on a commencé le 1er juillet 1886 à isoler les rougeoleux. On les a placés dans les salles primitivement occupées par la teigne, basses, mal éclairées, peu propres en un mot à y faire l'hygiène qui conviendait.

D'après ce que nous avons vu, il est facile de prévoir ce qui est arrivé, le nombre de cas intérieurs n'a pas diminué, et la mortalité est restée ce qu'elle était, sinon même augmentée. Voici les chiffres :

En 1884, sur 438 rougeoles dont 74 cas intérieurs, il y eut 191 décès, d'où 43 0/0.

En 1885, sur 361 rougeoles dont 60 cas intérieurs, il y eut 119 décès, d'où 33 0/0.

En 1886, année intermédiaire : sur 406 rougeoles dont 127 cas intérieurs, il y eut 197 décès, d'où 48 0/0.

En 1887, sur 516 rougeoles dont 145 cas intérieurs, il y eut 206 décès, d'où 40 0/0.

En 1888, sur 423 rougeoles, dont 206 cas intérieurs, il y eut 178 décès, d'où 42 0/0.

Il résulte de ces chiffres : 1° que le nombre des cas intérieurs de rougeole semble avoir augmenté aux dépens des cas venus du dehors, mais il faut penser que la statistique des cas intérieurs n'a commencé à être sérieusement faite qu'en 1886, au moment de l'ouverture d'un service spécial.

2° Si ce service n'a pas diminué les cas intérieurs, il n'a pas non plus diminué la mortalité, qui oscille comme auparavant autour de 40 pour 100.

M. Grancher (1) en conclut que le service des rubéoleux tel qu'il fonctionne aux Enfants-Malades est un moyen prophylactique inefficace contre la rougeole.

Il est incontestable qu'il en sera encore de même pendant que le service sera installé comme il est. Ce n'est pas dans de grandes salles, dans de mauvaises conditions hygiéniques où sont les rougeoles normales et compliquées que l'on arrivera à diminuer la mortalité.

Partant de ce principe, que la rougeole se propage par le contact d'objets contaminés, ou plus rarement par les gens sains, M. Grancher a inauguré dans son service le système d'isolement individuel indiqué plus haut.

Il entre dans les salles beaucoup moins de rougeoles qu'autrefois et cependant le nombre de cas intérieurs est resté presque le même.

Voici le nombre de cas intérieurs de ces salles :

En 1885-86 : 37 cas intérieurs.
En 1886-87 : 39 —
En 1887-88 : 20 —

Depuis que le service fonctionne, en 1889 (2) il y a eu 25 cas intérieurs, alors que dans les autres services on

1. Grancher, *Bulletin médical*, 1889, p. 229.
2. Grancher, *Revue d'hygiène*, 1890, p. 50.

en a compté respectivement 38, 33, 19, 20 et 41 de sorte que ce système ne semble pas avoir préservé les autres enfants et que les résultats aillent à l'encontre des idées.

A l'hôpital Trousseau, il n'y eut aucune mesure d'isolement prise avant le 14 juillet 1889, époque où l'on a ouvert tant bien que mal un pavillon d'isolement où l'on accumulait les malades.

Le 1er juillet 1890, on y installa une étuve système Geneste-Herrscher.

Enfin dans le courant de mars cette année même, l'administration a livré définitivement à la pratique le pavillon d'Aligre. Nous avons dit plus haut que l'étage supérieur était destiné aux complications de la rougeole : voici quelle en est la disposition.

D'abord une chambre à un seul lit, puis une autre avec trois lits où l'on place les rougeoles compliquées de coqueluche, une avec trois lits également pour les scarlatines secondaires.

Une autre pour les suppurations, ophthalmies purulentes, abcès, etc., puis deux grandes pièces de huit lits chacune pour les complications pulmonaires.

Il n'y a pas encore assez longtemps qu'il fonctionne pour savoir ce que donnera l'isolement ainsi pratiqué. Cependant depuis trois mois et, tout d'un coup, alors que la mortalité depuis 1889, époque où l'on a accumulé ensemble toutes les rougeoles, se maintenait presque au même niveau, près de 32 0/0, le nombre de décès a diminué d'une façon sensible.

Nous avons voulu nous servir de statistiques administratives pour l'hôpital Trousseau, mais nous avons reconnu que quelques-unes étaient fausses ; il y avait un écart si considérable entre le nombre des rougeoles reçues à l'hôpital d'après le registre des entrées et celui donné par l'administration qu'il nous a fallu reprendre tout ce travail.

En 1881	Entrées	117	Décès	39	Mortalité	33,33 0/0
— 1882	»	158	»	40	»	25,3
— 1883	»	161	»	39	»	24,2
— 1884	»	204	»	62	»	30,4
— 1885	»	199	»	57	»	28,6
— 1886	»	222	»	71	»	30,9
— 1887	»	288	»	95	»	26,
— 1888	»	380	»	77	»	20,3
— 1889	»	364	»	121	»	33,2
— 1890	»	472	»	154	»	32,6
— 1891	»	345	»	97	»	28,

Pendant les trois premiers mois de 1892, où les conditions étaient les mêmes qu'auparavant, voici ce qu'on observe : Entrants 119 ; décès 41 ; mortalité 34,4.

Depuis que les salles d'isolement sont ouvertes, la mortalité a baissé : Entrées 126, décès 29, mortalité 23, et encore dans ce nombre il y a plusieurs enfants qui sont morts en arrivant dans la salle.

CONCLUSIONS

1° La rougeole a une période d'incubation presque constante et qui est de 14 jours.

2° La contagion ne se fait pas pendant la période de desquamation, mais bien pendant la période prodromique catarrhale, et sa puissance contagieuse va en décroissant pendant l'éruption.

3° Le contage se transmet plus vraisemblablement par l'atmosphère qui entoure le malade, quelquefois par contagion indirecte.

4° Cette contagion ne s'exerce qu'à une faible distance autour du malade, quelques mètres, et ne dure que quelques heures.

5° La rougeole en elle-même soignée en ville est une affection bénigne. A l'hôpital elle devient grave par addition d'infections secondaires, diphtérie, ou plus souvent broncho-pneumonie.

6° Cette broncho-pneumonie est elle-même virulente, contagieuse, épidémique, elle se propage par l'air, ses agents viennent du dehors, plus rarement elle est due à une auto-infection, par des microbes qui existent normalement dans la bouche.

7° Il en résulte au point de vue prophylactique qu'il faut isoler les enfants, surtout à la période de catarrhe, que cet isolement est inutile plus tard pendant la convalescence.

Qu'il faut pratiquer encore un isolement chez ces isolés pour les soustraire aux infections secondaires, qu'il faut faire l'antisepsie rigoureuse de tout ce qui les concerne, et les désinfecter eux-mêmes avec le plus grand soin.

Que malgré tout cela, la rougeole est restée presque aussi contagieuse quant aux cas intérieurs, et aussi meurtrière qu'auparavant.

8° On peut dire avec le professeur Grancher que la lutte contre les maladies contagieuses n'a pas encore trouvé sa formule définitive.

Il faut chercher avant tout à placer les enfants hospitalisés dans les conditions où ils sont en ville, c'est-à-dire les isoler presque individuellement.

Ce problème, dont la solution serait si désirable, malgré les progrès réalisés dans ces dernières années, est encore loin d'être résolu.

Imprimerie de l'Ouest, A. Nézan, Mayenne.

www.ingramcontent.com/pod-product-compliance
Ingram Content Group UK Ltd.
Pitfield, Milton Keynes, MK11 3LW, UK
UKHW020440230726
13925UKWH00004B/1755

9 782013 543712